44 Rápidas Y Efectivas Soluciones A La Diarrea y Los Dolores Estomacales:

44 Recetas De Comidas Para Ayudarlo A Recuperarse En Nada De Tiempo

Por

Joe Correa CSN

DERECHOS DE AUTOR

© 2017 Live Stronger Faster Inc.

Todos los derechos reservados

Esta publicación está diseñada para proveer información precisa y autoritaria respecto al tema en cuestión. Es vendido con el entendimiento de que ni el autor ni el editor están envueltos en brindar consejo médico. Si éste fuese necesario, consultar con un doctor. Este libro es considerado una guía y no debería ser utilizado en ninguna forma perjudicial para su salud. Consulte con un médico antes de iniciar este plan nutricional para asegurarse que sea correcto para usted.

RECONOCIMIENTOS

Este libro está dedicado a mis amigos y familiares que han tenido una leve o grave enfermedad, para que puedan encontrar una solución y hacer los cambios necesarios en su vida.

44 Rápidas Y Efectivas Soluciones A La Diarrea y Los Dolores Estomacales:

44 Recetas De Comidas Para Ayudarlo A Recuperarse En Nada De Tiempo

Por

Joe Correa CSN

CONTENIDOS

ACERCA DEL AUTOR

Luego de años de investigación, honestamente creo en los efectos positivos que una nutrición apropiada puede tener en el cuerpo y la mente. Mi conocimiento y experiencia me han ayudado a vivir más saludablemente a lo largo de los años y los cuales he compartido con familia y amigos. Cuanto más sepa acerca de comer y beber saludable, más pronto querrá cambiar su vida y sus hábitos alimenticios.

La nutrición es una parte clave en el proceso de estar saludable y vivir más, así que empiece ahora. El primer paso es el más importante y el más significativo.

INTRODUCCION

44 Rápidas Y Efectivas Soluciones A La Diarrea y Los Dolores Estomacales: 44 Recetas De Comidas Para Ayudarlo A Recuperarse En Nada De Tiempo

Por Joe Correa CSN

La diarrea y los calambres de estómago son infecciones bacterianas o virales que usualmente están causadas por comida o agua de baja calidad. Sin embargo, problemas frecuentes o constantes pueden ser condiciones médicas serias que deberían ser tratadas en un hospital. Estos problemas médicos requieren una dieta balanceada rica en fibra y carbohidratos buenos, pro-bióticos, proteínas balanceadas y grasas saludables. En otras palabras, su cuerpo necesita deshacerse de las toxinas en su estómago y la mejor forma es siempre la natural, a través de comida.

Nuestro sistema gastrointestinal es un ecosistema complejo que necesita ser proveído de nutrientes apropiados para mantener una salud óptima. Este libro le dará las recetas que harán justamente eso.

La micro-flora intestinal tiene un rol importante en:

- ✓ Crear un sistema inmune poderoso
- ✓ Desarrollar una morfología intestinal normal

✓ Mantener una respuesta inflamatoria crónica con inmunidad mediada

✓ Mantener la función intestinal de la defensa mucosa contra las alergias.

✓ Ayudar a prevenir que se adjunten microorganismos patógenos

Alrededor de 40% de la población tiene algún tipo de problema con su tracto gastrointestinal. Estos son "los grandes cuatro", los síntomas más comunes cuando algo está fuera de balance:

1. Dolor abdominal
2. Diarrea
3. Indigestión
4. Acidez

Sin embargo, estos síntomas pueden ser fácilmente tratados con estos simples cambios de estilo de vida: reorganizar su dieta y evitar el estrés. Muchos remedios de farmacia pueden ayudar con alivio a corto plazo, pero tiene que tener en mente que solo un cambio alimenticio resolverá el problema.

Estas recetas delicadas para el estómago están basadas en ingredientes saludables y son diseñadas cuidadosamente para ayudarlo a seguir su nuevo régimen. Encontrará muchas recetas efectivas para el desayuno, almuerzo, cena, ensaladas, y bocadillos.

44 RÁPIDAS Y EFECTIVAS SOLUCIONES A LA DIARREA Y LOS DOLORES ESTOMACALES: 44 RECETAS DE COMIDAS PARA AYUDARLO A RECUPERARSE EN NADA DE TIEMPO

Recetas de Desayunos

1. Huevos con Tomate y Cebollas de Verdeo

Ingredientes:

- 3 huevos enteros
- 1 tomate mediano, en rodajas
- 3 cebollas de verdeo, picadas
- ¼ cucharadita de sal
- ¼ cucharadita de pimienta cayena
- 2 cucharadas de manteca

Preparación:

Derretir la manteca en una sartén a fuego medio/alto. Añadir las cebollas y freír por 2 minutos.

Agregar las rodajas de tomate, sal y pimienta cayena. Freír por 1 minuto de cada lado.

Mientras tanto, batir los huevos y añadirlos a la sartén. Cocinar por 30 segundos.

Información nutricional por porción: Kcal: 257, Proteínas: 19g, Carbohidratos: 5g, Grasas: 17g

2.   Bolas Proteicas con Avena sin Cocción

Ingredientes:

- 1 ½ taza de copos de avena

- ½ taza de mantequilla de maní

- ¼ taza de almendras molidas

- 3 cucharadas de miel

- 1 cucharada de semillas de chía molidas

- 1 cucharada de extracto de vainilla

- 3 tazas de leche

Preparación:

Poner una taza de copos de avena en un tazón. Añadir los otros ingredientes secos y revolver.

Agregar la mantequilla de maní y miel. Mezclar bien y añadir la leche y extracto de vainilla. Formar las bolas usando sus manos y cubrir con los copos restantes. Llevar a la nevera por 30 minutos.

Información nutricional por porción: Kcal: 425, Proteínas: 31g, Carbohidratos: 48g, Grasas: 10.5g

3. Bolas de Chocolate

Ingredientes:

- 1 taza de almendras molidas
- ½ taza de mantequilla de maní
- ½ taza de miel
- 2 cucharadas de semillas de chía molidas
- ¼ taza de polvo de cacao crudo
- ¼ taza de chocolate amargo rallado
- ¼ taza de leche

Preparación:

Combinar los ingredientes en un tazón y mezclar bien para combinar. Formar las bolas usando sus manos y refrigerar 30 minutos.

Información nutricional por porción: Kcal: 430, Proteínas: 27g, Carbohidratos: 50g, Grasas: 11g

4.   Omelette de Espinaca

Ingredientes:

- 3 huevos, enteros y batidos
- ½ taza queso Cottage
- ½ taza de cebolla, sin piel y en trozos
- 1 taza de espinaca fresca, en trozos finos
- 1 cucharada de aceite de oliva
- sal y pimienta, a gusto

Preparación:

Calentar el aceite de oliva a fuego medio. Freír las cebollas hasta que trasluzcan.

Romper los huevos y mezclar bien con un tenedor. Añadir sal y pimienta. Agregar 1 taza de espinaca fresca y ½ taza de Cottage, y batir bien. Verter la mezcla de huevo en la sartén y reducir el fuego. Cocinar por 2 minutos, revolviendo constantemente.

Información nutricional por porción: Kcal: 470, Proteínas: 32g, Carbohidratos: 9.5g, Grasas: 21g

5.   Jalea de Higo Casera

Ingredientes:

- 1 libra higos secos, en trozos pequeños
- 6 cucharadas Stevia en polvo
- 2 cucharadas jugo de limón fresco
- 1 taza leche

Preparación:

En una cacerola pequeña, combinar los higos, Stevia y jugo de limón fresco. Añadir ½ taza de leche y hervir.

Reducir el fuego al mínimo y añadir la leche restante. Cocinar por 20 minutos. Una vez listo, transferir a una procesadora y pulsar hasta obtener una mezcla suave.

Información nutricional por porción: Kcal: 300, Proteínas: 5g, Carbohidratos: 66g, Grasas: 1g

6.   Avena con Semillas de Calabaza

Ingredientes:

- 1 taza de copos de avena

- 1 cucharada de semillas de calabaza

- 2 tazas de leche descremada

- ½ taza de agua

- 2 claras de huevo

- ½ taza de jarabe de arce

- 1 cucharadita de canela molida

Preparación:

Precalentar el horno a 350 grados. Esparcir las semillas de calabaza en una fuente de hornear y tostar por 5-6 minutos.

Hervir las 2 tazas de leche y ½ taza de agua a fuego máximo. Añadir la avena y claras de huevo y revolver bien. Cocinar otros 7 minutos o hasta que esté cocida. Agregar las semillas de calabaza y revolver. Remover del fuego y dejar reposar por 10 minutos. Servir con canela encima.

Información nutricional por porción: Kcal: 168, Proteínas: 5.1g, Carbohidratos: 30g, Grasas: 1.9g

7.   Muesli con Bayas silvestres

Ingredientes:

- 1 taza copos de avena

- ¼ taza jugo de manzana fresco

- ½ taza bayas silvestres

- 2 cucharadas miel

- 1 taza leche

Preparación:

Poner los copos en un tazón grande. Añadir el jugo de manzana y leche. Tapar y dejar reposar en la nevera por una hora.

Añadir la miel y revolver bien. Cubrir con bayas silvestres y servir.

Información nutricional por porción: Kcal: 281, Proteínas: 10g, Carbohidratos: 48g, Grasas: 4g

8.   Untado de Atún Para el Desayuno

Ingredientes:

- 1 filete de atún mediano
- 1 cebolla pequeña, sin piel
- 3 cucharadas de aceite de oliva
- ¼ cucharadita pimienta negra
- ¼ cucharadita sal marina
- 1 cucharadita romero seco

Preparación:

Lavar y secar el filete. Cortar en trozos del tamaño de un bocado y dejar a un lado.

Calentar el aceite en una sartén grande y añadir el atún. Cocinar por 10 minutos, revolviendo constantemente. Remover del fuego.

Mientras tanto, combinar los ingredientes en una licuadora. Añadir el atún y revolver por 30 segundos. Servir.

Información nutricional por porción: Kcal: 275, Proteínas: 26g, Carbohidratos: 0g, Grasas: 19g

9.　Rodajas de Berenjenas Grilladas

Ingredientes:

- 1 berenjena grande
- 3 huevos
- ¼ cucharadita de sal marina
- 1 cucharada de aceite de oliva
- ½ cucharadita de canela

Preparación:

Pelar la berenjena y cortar en rodajas. Rociar con sal y dejar reposar por 15 minutos. Mientras tanto, mezclar los huevos con la canela en un tazón grande. Calentar el aceite de oliva en una sartén a fuego medio.

Poner las rodajas de berenjena en la mezcla de huevo. Hacer huecos con un cuchillo para que penetre bien. Freír cada rodaja hasta que dore de cada lado, unos 10 minutos. Servir caliente.

Información nutricional por porción: Kcal: 65, Proteínas: 3.8g, Carbohidratos: 9g, Grasas: 3.6g

10. Huevos Revueltos con Cúrcuma

Ingredientes:

- 2 huevos

- 1 clara de huevo

- 1 cucharada de aceite de oliva

- 1 cucharadita de cúrcuma molida

- sal y pimienta a gusto

Preparación:

Engrasar una sartén con aceite de oliva. Calentar a fuego medio/alto. Mientras tanto, batir los huevos, clara de huevo y cúrcuma. Añadir sal y pimienta a gusto, y freír unos minutos.

Información nutricional por porción: Kcal: 71, Proteínas: 21g, Carbohidratos: 2g, Grasas: 8g

Recetas de Almuerzos

11. Tortellini con Salsa de Queso

Ingredientes:

- 1 (16 onzas) paquete de tortellini de queso congelados (tortellini veganos, de harina de arroz)
- 3 tazas de caldo vegetal
- 1 taza de crema de anacardos
- 2 cucharadas de crema de cocinar batida, sin lácteos
- 2 onzas tofu, rallado
- ¼ cucharadita de pimienta cayena
- Un puñado de perejil fresco, en trozos finos

Preparación:

En una olla profunda, hervir 3 tazas de caldo vegetal. Añadir los tortellini y cocinar por 3-4 minutos. Remover del fuego y colar.

Reducir el fuego al mínimo y añadir el tofu rallado. Verter lentamente la crema de anacardos, crema de cocinar y pimienta cayena. Cocinar por unos minutos.

Transferir los tortellini a un plato, cubrir con la salsa de queso y rociar con perejil picado.

Servir caliente.

Información nutricional por porción: Kcal: 521 Proteínas: 28g, Carbohidratos: 56.4g, Grasas: 13g

12. Frijoles en Olla a Presión

Ingredientes:

- 1 ½ libra de frijoles, pre cocidos

- 2 zanahorias medianas, en rodajas

- 1 pimiento rojo grande, en trozos

- 2 cebollas medianas, en rodajas

- 5 dientes de ajo, picados

- 3 tomates pequeños, en rodajas

- 1 taza de salsa de tomate

- 1 ají picante pequeño

- 1 taza de apio en rodajas

- 2 cucharadas de aceite de oliva

- 7 vasos de agua

Preparación:

Calentar el aceite de oliva al máximo en una olla a presión. Freír las cebollas por 2 minutos.

Añadir las zanahorias, pimienta y ajo. Cocinar por 10 minutos y agregar los tomates, salsa de tomate y 1 vaso de agua caliente.

Añadir los frijoles pre cocidos y 5 vasos de agua, apio y ají picante.

Asegurar la tapa y cocinar por 10 minutos al máximo.

Información nutricional por porción: Kcal: 356 Proteínas: 9g, Carbohidratos: 49g, Grasas: 6g

13.   Pollo Horneado

Ingredientes:

- 1 pollo entero
- 1 cucharadita sal

Preparación:

Lavar y limpiar el pollo. Rociar con sal.

Precalentar el horno a 350 grados. Poner el pollo en una fuente de hornear con papel manteca.

Hornear por 1 hora.

Información nutricional por porción: Kcal: 371 Proteínas: 38g, Carbohidratos: 0g, Grasas: 16g

14.   Arroz Marroquí

Ingredientes:

- 1 taza de arroz marrón

- 2 cucharadas de aceite de oliva extra virgen

- 2 zanahorias medianas, ralladas

- 1 tomate pequeño, sin piel y en trozos finos

- 1 cucharada Sazón de especias marroquíes

- 1 cebolla mediana, sin piel y en trozos

- 6-7 damascos secos, por la mitad

Preparación:

En una olla profunda, hervir 3 tazas de agua. Añadir el arroz, reducir el fuego al mínimo y cocinar hasta que el agua evapore. Remover del fuego.

Calentar el aceite de oliva en una sartén. Añadir la cebolla y freír hasta que trasluzca. Agregar el tomate, damascos y sazón de especias marroquíes. Cocinar por 5 minutos y añadir el arroz. Revolver bien para combinar.

Cubrir con zanahoria rallada y servir.

Información nutricional por porción: Kcal: 435 Proteínas: 15.9g, Carbohidratos: 67g, Grasas: 6.3g

15.   Estofado de Brócoli

Ingredientes:

- 2 onzas brócoli fresco
- Un puñado de perejil fresco, en trozos finos
- 1 cucharadita de tomillo seco
- 1 cucharada de jugo de limón fresco
- ¼ cucharadita de ají picante molido
- 3 cucharadas de aceite de oliva
- 1 cucharada de crema de anacardos

Preparación:

Poner el brócoli en una olla profunda y verter agua hasta cubrir. Hervir y cocinar hasta que ablande. Remover del fuego y colar.

Transferir a una procesadora. Añadir perejil fresco, tomillo y ½ taza de agua. Pulsar hasta que esté homogéneo. Retornar a una olla y añadir más agua. Hervir y cocinar varios minutos a fuego mínimo.

Agregar aceite de oliva y crema de anacardos. Rociar con ají picante y añadir jugo de limón fresco. Servir caliente.

Información nutricional por porción: Kcal: 72 Proteínas: 12g, Carbohidratos: 15.8g, Grasas: 8g

16.   Macarrones y Atún Liviano

Ingredientes:

- 1 taza de atún desmenuzado

- ½ taza de crema de anacardos casera

- 2 tazas de macarrones de harina de arroz

- 1 cucharadita de sal marina

- 1 cucharadita de aceite de oliva

- 1 cucharada de aceite de canola

- Algunas aceitunas para decorar (opcional)

Preparación:

Verter 3 tazas de agua en una olla. Hervir y añadir los macarrones y sal. Cocinar por 3 minutos. Remover del fuego y colar.

En una sartén grande, combinar el aceite de oliva con el aceite de canola. Calentar a fuego medio y añadir la mezcla de atún. Freír por 15-20 minutos, revolviendo ocasionalmente. Agregar los macarrones y revolver bien. Cubrir y dejar que se caliente. Servir con algunas aceitunas.

Información nutricional por porción: Kcal: 224, Proteínas: 33g, Carbohidratos: 44.3g, Grasas: 12g

17.   Pollo Asado a la Naranja

Ingredientes:

- 2 libras de cuartos traseros de pollo

- 2 cebollas medianas, en trozos

- 2 ají picante pequeños

- 1 taza de caldo de pollo

- ¼ taza de jugo de naranja fresco

- 1 cucharadita de extracto de naranja

- 2 cucharadas de aceite de oliva

- 1 cucharadita de mix de sazón para asado

- 1 cebolla morada pequeña, en trozos

Preparación:

Calentar el aceite de oliva en una sartén grande. Añadir la cebolla picada y freír por varios minutos a fuego medio.

Combinar el ají picante, jugo de naranja y extracto de naranja. Mezclar en una procesadora por 20-30 segundos. Añadir esta mezcla a la sartén y revolver. Reducir el fuego al mínimo.

Cubrir el pollo con la mezcla de sazón para asado y llevar a la sartén. Añadir el caldo de pollo y hervir. Cocinar a fuego medio hasta que el agua evapore. Remover del fuego.

Precalentar el horno a 350 grados. Poner el pollo en una fuente de hornear grande. Cocinar por 15 minutos hasta obtener un color dorado crujiente.

Información nutricional por porción: Kcal: 170 Proteínas: 38g, Carbohidratos: 11g, Grasas: 21g

18.   Filete de Res Grillado con Vegetales

Ingredientes:

- 1 libra de filete de res, de 1 pulgada
- 1 pimiento rojo mediano
- 1 pimiento verde mediano
- 1 cebolla pequeña
- 3 cucharadas de aceite de oliva
- Sal y pimienta a gusto

Preparación:

Lavar y secar la carne con papel de cocina. Calentar el aceite de oliva a fuego medio y freír la carne por 20 minutos (10 de cada lado). Remover del fuego y dejar a un lado.

Lavar y cortar los vegetales en tiras finas. Añadir sal y pimienta. Cocinar por 15 minutos, revolviendo constantemente.

Servir inmediatamente.

Información nutricional por porción: Calorías: 309

Proteínas: 35g Carbohidratos: 7.1g Grasas: 17g

19.   Estofado de Pollo Simple

Ingredientes:

- 1 libra de cuartos traseros de pollo

- 3 tazas de caldo de pollo

- 3 cebollas moradas, en trozos

- 2 zanahorias grandes, en trozos

- 2 batatas medianas

- ½ cucharadita de sal

- ¼ cucharadita de pimienta

Preparación:

Poner los ingredientes en una olla profunda. Añadir el caldo de pollo y sazonar con sal y pimienta.

Poner el fuego al mínimo y cocinar por 2 horas, o hasta que la carne esté lista y los vegetales blandos.

Información nutricional por porción: Calories490
Proteínas: 62g Carbohidratos: 39g Grasas: 23g

20. Cordero Asado a la Sartén con Arroz

Ingredientes:

- 2 libras de chuletas de cordero, sin hueso
- 1 taza de arroz marrón
- 2 ½ taza de agua
- 1 cucharadita de cúrcuma molida
- 5 cucharadas de aceite de oliva
- ¼ taza de jugo de limón
- 3 dientes de ajo, picados
- ½ cucharadita de sal marina
- ½ cucharadita de pimienta molida
- 1 cucharada de harina de arroz
- ¼ taza de agua

Preparación:

Hervir 2 ½ tazas de agua y arroz. Cocinar a fuego medio por 10 minutos, o hasta que el agua evapore. Remover del fuego y añadir la cúrcuma. Cubrir y dejar a un lado.

Lavar y secar las chuletas. Calentar el aceite de oliva a fuego medio. Añadir las chuletas y cocinar por 10 minutos de cada lado. Reducir el fuego al mínimo y añadir la harina de arroz, ajo, jugo de limón, sal, pimienta y un poco de agua (1/4 taza). Revolver bien y cocinar por 15 minutos.

Servir con el arroz.

Información nutricional por porción: Calorías: 411 Proteínas: 45g Carbohidratos: 19g Grasas: 21g

Recetas de Cenas

21. Rodajas de Salmón Marinado

Ingredientes:

- 2 libras de salmón fresco, en rodajas de 1 pulgada

- 1 taza de aceite de oliva extra virgen

- 3 cucharadas de jugo de limón recién exprimido

- 1 cucharada de romero en trozos finos

- 1 cucharadita de orégano seco, molido

- 1 hoja de laurel seca, aplastada

- 1 cucharadita de sal

- 1 cucharada de pimienta cayena

Preparación:

Combinar el aceite de oliva con el jugo de limón, romero, orégano seco, hoja de laurel, sal y pimienta cayena. Revolver bien para combinar.

Usando un cepillo de cocina, esparcir esta mezcla sobre el salmón, y dejar reposar por 10-15 minutos.

Mientras tanto, precalentar el grill a fuego medio/alto. Grillar las rodajas de salmón por 3 minutos de cada lado.

Información nutricional por porción: Calorías: 261 Proteínas: 26g Carbohidratos: 0g Grasas: 16g

22.   Pez Dorado Cítrico

Ingredientes:

- 1 pieza de pez dorado fresco

- 1 taza de aceite de oliva

- ½ limón, en rodajas

- ¼ taza de jugo de limón recién exprimido

- 1 cucharadita de romero seco, molido

- 1 cucharada de perejil fresco, en trozos finos

- 3 dientes de ajo, aplastados

- ¼ cucharadita de sal marina

Preparación:

Lavar y secar el pescado. Cortar por la mitad.

Combinar el aceite de oliva, jugo de limón, romero seco, perejil fresco, dientes de ajo y sal marina en un tazón grande. Remojar el pescado en la marinada y dejar en la nevera por al menos 30 minutos (hasta 2 horas).

Mientras tanto, precalentar el horno a 300 grados. Esparcir aceite de oliva en una fuente de hornear y dejar a un lado.

Remover el pescado de la marinada y transferir a la fuente. Añadir un poco de salsa y cocinar por 30 minutos.

Remover del horno, rociar con más marinada y servir con rodajas de limón y vegetales a elección.

Información nutricional por porción: Calorías: 175 Proteínas: 31g Carbohidratos: 0.5g Grasas: 21g

23.   Vegetable Risotto

Ingredientes:

- 1 taza de arroz marrón
- 1 zanahoria mediana, en rodajas
- 1 calabacín mediano, en rodajas
- 1 tomate pequeño, en trozos
- ½ berenjena pequeña, en rodajas
- 1 pimiento rojo pequeño, en rodajas
- 3 cucharadas de aceite de oliva extra virgen
- ½ cucharadita de sal
- 1 cucharadita de mejorana seca

Preparación:

Poner el arroz en una olla profunda. Añadir 2 tazas de agua y hervir. Reducir el fuego y cocinar hasta que el agua evapore. Revolver ocasionalmente.

Calentar 1 cucharada de aceite de oliva a fuego medio/alto. Añadir la zanahoria y freír por 3-4 minutos, revolviendo constantemente. Combinar con el arroz.

Añadir el aceite restante, calabacín, tomate, berenjena, pimiento rojo, sal y mejorana. Agregar 1 taza de agua y cocinar por 10 minutos más.

Información nutricional por porción: Calorías: 220 Proteínas: 6g Carbohidratos: 51g Grasas: 7.8g

24.   Brócoli Grillado

Ingredientes:

- 4 onzas brócoli fresco
- Pimienta negra molida a gusto
- Perejil fresco, en trozos
- 3 cucharadas de aceite de oliva

Preparación:

Calentar el aceite de oliva en un grill grande. Poner el brócoli y grillar por 5-6 minutos, o hasta que marchite.

Transferir a un plato y rociar con pimienta y perejil. Servir caliente.

Consejo: Combinar el perejil con 1 diente de ajo.

Información nutricional por porción: Kcal: 40 Proteínas: 3.2g, Carbohidratos: 7.5g, Grasas: 3g

25.   Trucha Grillada

Ingredientes:

- 7 onzas filetes de trucha fresca
- ¼ taza de hojas de cilantro frescas, picadas
- 2 dientes de ajo, molidos
- ¼ taza de cucharadas de jugo de limón
- ½ cucharadita pimentón ahumado
- ½ cucharadita comino, molido
- ½ cucharadita polvo de chile
- Pimienta negra molida a gusto

Preparación:

Añadir el cilantro, ajo, pimentón, comino, polvo de chile y jugo de limón a una procesadora, y pulsar para combinar.

Transferir la mezcla a un tazón, añadir el pescado y sacudir para cubrir. Dejar reposar por al menos 2 horas.

Remover el pescado de la nevera y precalentar el grill. Cocinar por 3-4 minutos de cada lado.

Remover del grill, transferir a un plato, y servir con limón o vegetales a elección.

Información nutricional por porción: Kcal: 143 Proteínas: 21g, Carbohidratos: 0g, Grasas: 7g

26.   Calabacín Grillado

Ingredientes:

- 4 onzas calabacín

- ¼ taza de jugo de limón fresco

- ¼ cucharadita de sal marina

- 1 cucharadita romero seco

- ¼ cucharadita de pimienta negra molida fresca

Preparación:

Batir el jugo de limón, sal marina, romero y pimienta negra. Lavar y pelar el calabacín. Cortar en rodajas y cepillar con la mezcla.

Precalentar un grill antiadherente a fuego medio/alto. Grillar el calabacín por varios minutos de cada lado. Servir caliente.

Información nutricional por porción: Kcal: 18 Proteínas: 1.3g, Carbohidratos: 3.8g, Grasas: 0.2g

27. Camarones Grillados

Ingredientes:

- 2 libras camarones grandes frescos, enteros

- 3 cucharadas de aceite de oliva extra virgen

- Sal marina a gusto

Preparación:

Calentar aceite de oliva en un grill a fuego medio/alto. Poner los camarones y grillar por 5 minutos, rotando.

Remover del fuego y usar papel de cocina para quitar el exceso de aceite.

Transferir a un plato y rociar con sal. Servir inmediatamente.

Información nutricional por porción: Kcal: 224, Proteínas: 27.1g, Carbohidratos: 10g, Grasas: 5g

Para más sabor:

El aceite de oliva extra virgen es definitivamente uno de mis favoritos. Su sabor suave y aroma único no son las únicas razones por las que es popular. Está repleto de antioxidantes y grasas saludables. Sus beneficios en salud son algo en lo que todos concuerdan. Un chorro de aceite de oliva en esta comida repleta de proteínas protegerá su corazón y vasos sanguíneos. Y para hacer las cosas más interesantes, el ajo y perejil harán de estos camarones una poesía de sabor.

En un tazón pequeño, combinar 1 taza de aceite de oliva con 1 cucharada de perejil picado, 2 dientes de ajos aplastados, 1 cucharadita de romero seco, ½ cucharadita de sal y ¼ cucharadita de pimienta. Usar esta mezcla para marinar los camarones antes de grillar.

Rociar con 2 cucharadas de esta marinada a los camarones cocidos.

28.   Espinaca Estofada

Ingredientes:

- 7 onzas espinaca fresca
- 2 cucharadas cilantro fresco, en trozos finos
- 1 cucharadita vinagre de sidra de manzana
- 3 cucharadas de aceite de oliva extra virgen
- Agua fresca

Preparación:

Llenar una cacerola grande con agua fresca y hervir. Lavar la espinaca y añadirla. Cubrir y reducir el fuego al mínimo. Cocinar por 2-3 minutos hasta que la espinaca haya marchitado.

Remover del fuego y colar. Dejar enfriar un rato.

Transferir la espinaca a una sartén. Añadir el aceite de oliva y freír por varios minutos, revolviendo constantemente. Remover el fuego y sazonar con cilantro fresco y vinagre de sidra de manzana.

Información nutricional por porción: Kcal: 38, Proteínas: 3g, Carbohidratos: 5g, Grasas: 7g

29.   Envueltos de Lechuga

Ingredientes:

- 1 libra de carne de salmón, molida
- 1 cucharada sazón de vegetales mixtos
- ¼ taza cebolla morada picada
- 2 cucharadas pimiento, picado
- ½ taza puré de tomate
- 8 hojas de lechuga iceberg grandes
- ½ taza crema de anacardos
- Aceite de oliva
- ½ taza de agua o caldo de pollo

Preparación:

Calentar aceite en una sartén antiadherente a fuego medio/alto. Añadir la carne de salmón y cocinar por 5 minutos, revolviendo constantemente. Agregar la sazón de vegetales, cebollas, pimiento y puré de tomate, y cocinar por 5 minutos, revolviendo constantemente. Verter el agua o caldo, tapar y hervir. Reducir el fuego al mínimo y cocinar por 20 minutos, o hasta que el líquido se haya reducido por la mitad. Remover del fuego y dejar a un lado.

Poner las hojas de lechuga en una superficie plana. Separar la mezcla de carne en las hojas, añadir crema de anacardo y enrollar.

Información nutricional por porción: Kcal: 249, Proteínas: 20.5g, Carbohidratos: 7g, Grasas: 16g

30.   Filetes de Atún Grillados

Ingredientes:

- ¼ taza de hojas de cilantro frescas, picadas
- 3 dientes de ajo, molidos
- 2 cucharadas de jugo de limón
- ½ taza aceite de oliva
- 4 filetes de atún
- ½ cucharadita pimentón ahumado
- ½ cucharadita comino, molido
- ½ cucharadita polvo de chile
- Sal and pimienta negra

Preparación:

Añadir el cilantro, ajo, pimentón, comino, polvo de chile y jugo de limón en una procesadora, y pulsar para combinar. Añadir el aceite gradualmente y mezclar hasta que esté suave.

Transferir la mezcla a un tazón, añadir el pescado y sacudir para cubrir. Dejar reposar por 2 horas.

Remover el pescado y precalentar el grill. Cepillar con aceite, poner el pescado y cocinar por 3-4 minutos de cada lado.

Remover el pescado del grill, transferir a un plato, y servir con gajos de limón o vegetales.

Información nutricional por porción: Kcal: 110, Proteínas: 25g, Carbohidratos: 0g, Grasas: 4g

Recetas de Ensaladas

31. Ensalada de Pepino

Ingredientes:

- 3.5 onzas pepino, sin piel y en rodajas
- 1 cucharada de jugo de lima fresco
- 3 cucharadas de aceite de oliva extra virgen
- 2 cucharadas de perejil en trozos finos
- 2 dientes de ajo
- ½ cucharadita de sal
- ¼ cucharadita de pimienta negra molida fresca

Preparación:

Pelar y cortar el pepino. Transferir a una fuente. Combinar el aceite de oliva con jugo de lima fresco, perejil, dientes de ajo, sal y pimienta. Revolver bien para combinar. Verter la mezcla sobre el pepino y dejar reposar en la nevera por 1 hora antes de servir.

Información nutricional por porción: Kcal: 121, Proteínas: 2g, Carbohidratos: 3g, Grasas: 13g

32.   Ensalada de Arroz

Ingredientes:

- 1 taza de arroz marrón de grano largo
- 3 cebollas de verdeo, en trozos finos
- ½ taza de maíz dulce
- 1 pimiento rojo mediano
- Un puñado de menta picada
- 2 cucharadas de aceite de oliva extra virgen
- 1 cucharada de vinagre de sidra de manzana
- Sal a gusto

Preparación:

Poner el arroz en una olla profunda con 3 tazas de agua. Hervir, reducir el fuego y cocinar hasta que el agua evapore. Remover del fuego y enfriar.

Combinar los ingredientes en un tazón profundo. Añadir el aceite de oliva, vinagre de sidra de manzana y sal a gusto. Sacudir para combinar.

Servir frío.

Información nutricional por porción: Kcal: 395 Proteínas: 2g, Carbohidratos: 38g, Grasas: 18g

33. Ensalada Fresca de Vegetales

Ingredientes:

- 3.5 onzas lechuga, en trozos

- 1 cebolla, sin piel y en rodajas

- 1 tomate mediano, en trozos

- Un puñado de granos de soja, remojados

- 3 cucharadas de aceite de oliva extra virgen

- 1 cucharada de vinagre de sidra de manzana

- 1 cucharadita de romero fresco, en trozos finos

- ¼ cucharadita de sal

Preparación:

En un tazón pequeño, combinar el aceite de oliva con el vinagre de sidra de manzana, romero y sal. Mezclar bien para combinar.

Poner los vegetales en un tazón grande. Añadir los frijoles remojados y rociar con marinada.

Servir frío.

Información nutricional por porción: Kcal: 145 Proteínas: 19g, Carbohidratos: 14g, Grasas: 11g

34.   Ensalada Dulce de Zanahoria

Ingredientes:

- 1 zanahoria mediana, en rodajas

- 2 onzas espinaca bebé

- 1 tomate mediano, en trozos finos

- 2 onzas espagueti de arroz, remojados

- 1 tomate pequeño, en trozos finos

- ¼ taza de arándanos frescos

Para el aderezo:

- ¼ taza de miel

- ¼ taza de jugo de lima fresco

- 1 cucharadita de Mostaza de Dijon

- ¼ cucharadas de comino molido

Preparación:

Remojar los espaguetis de arroz en agua por 15 minutos. Colar y transferir a un tazón.

Añadir la espinaca trozada, tomate, zanahoria y arándanos. Sacudir para combinar.

En otro tazón, combinar los ingredientes de la marinada y mezclar bien. Rociar sobre la ensalada.

Servir.

Información nutricional por porción: Kcal: 98 Proteínas: 4.5g, Carbohidratos: 19g, Grasas: 6g

35. Ensalada Primavera con Aceitunas Negras

Ingredientes:

- 5 tomates cherry, enteros
- Un puñado de aceitunas negras
- 1 cebolla mediana, sin piel y en rodajas
- 2 rábanos, en rodajas
- Un puñado de lechuga de cordero
- 2 cucharadas de jugo de lima recién exprimido
- 3 cucharadas de aceite de oliva extra virgen
- Sal a gusto

Preparación:

Poner los vegetales en un tazón grande. Añadir el aceite de oliva, jugo de lima fresco y sal a gusto. Sacudir para combinar.

Información nutricional por porción: Kcal: 41 Proteínas: 1g, Carbohidratos: 7g, Grasas: 4g

36.   Ensalada de Frijoles Verdes

Ingredientes:

- 1 libra frijoles verdes

- ¼ taza de aceite de oliva extra virgen

- 2 dientes de ajo, aplastados

- 1 cucharada de jugo de lima

Preparación:

Hervir una olla con agua y añadir 1 cucharadita de sal y frijoles verdes. Cocinar hasta que ablanden. Lavar y colar.

Mientras tanto, combinar el ajo con el aceite de oliva y jugo de lima. Verter sobre los frijoles y servir.

Información nutricional por porción: Kcal: 138 Proteínas: 5g, Carbohidratos: 18g, Grasas: 6.7g

37.   Ensalada de Frambuesas

Ingredientes:

- Un puñado de lechuga, despedazada

- 1 cucharada de semillas de calabaza

- 1 taza de frambuesas frescas

- 1 cucharada de romero fresco, en trozos

- 2 cucharadas de jugo de lima fresco

- 1 cucharadita de comino

- 1 cucharadita de jarabe de agave

Preparación:

Combinar la lechuga con las semillas de calabaza y frambuesas en un tazón. En otro tazón, combinar el jarabe de agave con el jugo de lima, comino y romero fresco. Rociar sobre la ensalada y servir.

Información nutricional por porción: Kcal: 29 Proteínas: 4g, Carbohidratos: 10g, Grasas: 3g

38.　Tomates Cherry con Brócoli

Ingredientes:

- 2 tazas de brócoli, por la mitad

- 2 tomates grandes, en trozos

- 2 cucharadas de aceite de oliva

- 1 cucharada de sazón de ensalada seco a gusto (uso perejil seco)

- sal a gusto

- 3 tazas de agua

Preparación:

Hervir el agua en una olla profunda. Añadir el brócoli y cocinar por 20 minutos. Remover del fuego y colar. Dejar enfriar y cortar por la mitad. Lavar y trozar los tomates. Combinar con el brócoli en un tazón y sazonar con el aceite de oliva y sazón de ensalada.

Puede añadir algunos dientes de ajo, pero es opcional.

Información nutricional por porción: Kcal: 88 Proteínas: 7g, Carbohidratos: 31g, Grasas: 12g

39.   Ensalada de Mariscos

Ingredientes:

- 1 paquete pequeño de mariscos congelados mixtos
- 1 cucharada de aceite de oliva
- 1 cebolla pequeña
- 1 taza de tomates cherry
- 1 cucharadita de romero seco picado
- 1 cucharada de maíz dulce
- ¼ cucharadita de sal
- 1 cucharada de jugo de limón recién exprimido

Preparación:

Calentar el aceite de oliva en una sartén. Freír los mariscos por 15 minutos a fuego medio. Añadir agua de ser necesario. Revolver ocasionalmente. Remover de la sartén y dejar enfriar por 1 hora.

Mientras tanto, trozar los vegetales en piezas pequeñas. En un tazón grande, combinar los vegetales con maíz y mariscos, y sazonar con sal, romero y jugo de limón.

Información nutricional por porción: Kcal: 315 Proteínas: 27g, Carbohidratos: 15g, Grasas: 12g

40.   Ensalada de Hojas de Diente de León

Ingredientes:

- 2 onzas hojas de diente de león frescas, en trozos

- 1 onza tomate, en trozos finos

- ½ taza de jugo de limón fresco

- 1 cucharada de mostaza

- Sal marina a gusto

Preparación:

Trozar las hojas de diente de león y poner en un tazón. Verter el jugo de limón y dejar reposar por 30 minutos. Remover del tazón y colar. Añadir el tomate y mostaza. Sazonar con sal y 1 cucharadita de vinagre de sidra de manzana. Servir inmediatamente.

Información nutricional por porción: Kcal: 31 Proteínas: 2.3g, Carbohidratos: 7.1g, Grasas: 0.5g

Recetas de Bocadillos

41.   Puré de Frijoles Verdes

Ingredientes:

- 4 onzas frijoles verdes frescos
- Especias a elección

Preparación:

Limpiar los frijoles y llevar a una olla. Añadir agua y cocinar hasta que ablande. Remover del fuego y lavar bien bajo agua fría. Poner en una procesadora y pulsar hasta que esté homogénea. Sazonar con especias a elección y servir caliente.

Información nutricional por porción: Kcal: 35 Proteínas: 2.5g, Carbohidratos: 8g, Grasas: 0.3g

42. Sopa de Brócoli

Ingredientes:

- 2 onzas brócoli fresco

- Un puñado de perejil fresco, en trozos finos

- 1 cucharadita de tomillo seco

- 1 cucharada de jugo de limón fresco

- ¼ cucharadita de ají picante molido

Preparación:

Poner el brócoli en una olla profunda y verter agua hasta cubrir. Hervir y cocinar hasta que ablande. Remover y colar. Transferir a una procesadora, y añadir perejil, tomillo y ½ taza de agua. Pulsar hasta que esté suave. Retornar a la olla y añadir más agua. Hervir y cocinar por varios minutos a fuego mínimo. Rociar con ají picante y jugo de limón fresco. Servir caliente.

Información nutricional por porción: Kcal: 19 Proteínas: 1.6g, Carbohidratos: 3.7g, Grasas: 0.2g

43.   Brócoli Aplastado con Menta

Ingredientes:

- 8oz brócoli, en trozos

- 1 taza de leche de coco

- 1 cucharada de extracto de vainilla

- 1 cucharadita de menta seca (o cualquier sazón a gusto)

Preparación:

Poner el brócoli en una olla profunda. Añadir agua hasta cubrir. Hervir y cocinar por 15-20 minutos. Colar y transferir a una procesadora. Añadir la menta seca, leche de coco y extracto de vainilla. Pulsar para combinar. Si la mezcla es muy espesa, agregar más leche de coco.

Información nutricional por porción: Kcal: 32 Proteínas: 17g, Carbohidratos: 8g, Grasas: 5g

44.   Sopa de Coliflor

Ingredientes:

- 2 onzas coliflor (pesada cruda)

- 1 cucharadita de menta fresca, en trozos finos

- ¼ cucharadita de cilantro seco, aplastado

- Pimienta a gusto

- Agua fresca

Preparación:

Poner la coliflor y cilantro seco en una olla profunda. Añadir agua hasta cubrir y hervir. Cocinar por 10-15 minutos. Remover del fuego.

Licuar la sopa. Añadir pimienta a gusto y decorar con pimienta fresca. Servir caliente.

Información nutricional por porción: Kcal: 17 Proteínas: 2g, Carbohidratos: 4g, Grasas: 1g

OTROS TITULOS DE ESTE AUTOR

70 Recetas De Comidas Efectivas Para Prevenir Y Resolver Sus Problemas De Sobrepeso: Queme Calorías Rápido Usando Dietas Apropiadas y Nutrición Inteligente

Por

Joe Correa CSN

48 Recetas De Comidas Para Eliminar El Acné: ¡El Camino Rápido y Natural Para Reparar Sus Problemas de Acné En 10 Días O Menos!

Por

Joe Correa CSN

41 Recetas De Comidas Para Prevenir el Alzheimer: ¡Reduzca El Riesgo de Contraer La Enfermedad de Alzheimer De Forma Natural!

Por

Joe Correa CSN

70 Recetas De Comidas Efectivas Para El Cáncer De Mama: Prevenga Y Combata El Cáncer De Mama Con una Nutrición Inteligente y Alimentos Poderosos

Por

Joe Correa CSN

www.ingramcontent.com/pod-product-compliance
Lightning Source LLC
Chambersburg PA
CBHW051037030426
42336CB00015B/2925